AF456642

DE L'APPLICATION
DE L'EXAMEN DU SANG PUR
au diagnostic des maladies infectieuses

CONFÉRENCE

faite à la Société de Médecine et de Climatologie de Nice

le 19 Février 1915

PAR LE

PROFESSEUR GEORGES HAYEM

NICE
IMPRIMERIE DE L'ÉCLAIREUR
27, Avenue de la Gare, 27

1915

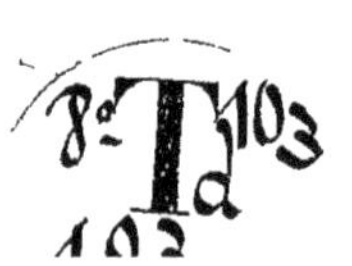

DE L'APPLICATION
DE L'EXAMEN DU SANG PUR
au diagnostic des maladies infectieuses

CONFÉRENCE

faite à la Société de Médecine et de Climatologie de Nice

le 19 Février 1915

PAR LE

PROFESSEUR GEORGES HAYEM

NICE
IMPRIMERIE DE L'ÉCLAIREUR
27, Avenue de la Gare, 27

1915

DE L'APPLICATION

DE L'EXAMEN DU SANG PUR

au diagnostic des maladies infectieuses

Mesdames et Messieurs,

Le bureau de la Société de Médecine de Nice m'ayant fort gracieusement offert de prendre la parole dans une de ses séances, je me suis empressé d'accepter, heureux de trouver ainsi l'occasion de remercier tous mes confrères de Nice et des Formations Sanitaires de leur excellent accueil.

La question dont je vais vous entretenir est vieille et, cependant, elle est aujourd'hui d'actualité, d'abord parce qu'à Nice l'on reçoit dans les diverses Formations un grand nombre de malades contagieux, et, d'autre part, parce qu'il m'a semblé que mes recherches n'étaient parvenues jusqu'à quelques-uns d'entre vous que comme un vague écho.

Il nous faut remonter à l'année 1875. A cette époque, on pratiquait l'examen du sang pur en écrasant une goutte de sang entre une lame et une lamelle ordinaires, à surface onduleuse, et on provoquait ainsi des altérations artificielles qui étaient décrites, même par des observateurs distingués, comme de véritables modifications pathologiques. Un auteur allemand, Schmidt, de Dorpat, croyait que les globules blancs étaient les éléments les plus vulnérables du sang, qu'un grand nombre d'entre eux se détruisaient dès la sortie du sang des vaisseaux. Il prenait simplement les amas d'hématoblastes, dont il ne connaissait pas la signification, pour des débris de globules blancs. On admettait avec lui que les globules rouges étaient les éléments résistants. Or, c'est l'inverse qui est vrai : les hématies s'altèrent facilement, les hématoblastes se modifient avec rapidité et profondément, tandis que les globules blancs sont résistants et capables de conserver leur vitalité, dans certaines conditions, pendant un temps assez long.

Après avoir reconnu et décrit les altérations artificielles des hématies, pour me mettre à l'abri de ces altérations, j'eus l'idée d'examiner le sang pur, en couche mince et régulière, mise à l'abri des adultérations de provenance atmosphérique. Je fis construire, à cet effet, une lamelle à rigole, obtenue en creusant dans une lame épaisse et bien planie une tranchée circulaire de quelques millimètres, ménageant un petit disque central, de 4 à 6 millimètres de diamètre, séparé du reste de la lame. Sur cette lame soigneusement nettoyée, on étend autour de la rigole un peu de vaseline ; sur le disque central, avec une fine baguette de verre, on dépose une très petite gouttelette de sang qu'on recouvre immédiatement d'une lamelle bien planie également. En comprimant la partie de la lamelle qui repose en dehors de la rigole sur la lame, la goutte de sang s'étale sur le disque. La lamelle restant légèrement soulevée par la vaseline, on obtient une couche de sang régulière, d'épaisseur convenable, toujours la même, parfaitement isolée, ne pouvant ni se dessécher, ni prendre de l'humidité.

C'est en cette même année, 1875, que nous fîmes connaître, A. Nachet et moi, l'hématimètre qui porte notre nom et dont on fit, notamment en Allemagne, des contrefaçons. En outre, après bien des essais, je parvins à trouver une formule de liquide qui fixe tous les éléments du sang sans en détruire un seul et permet ainsi d'en faire un dénombrement exact.

Ce liquide, que je désigne sous le nom de liquide A, a la composition suivante :

Eau distillée....................	200 gr.
Sulfate de soude pur............	5 gr.
Chlorure de sodium pur........	1 gr.
Bichlorure de mercure.........	0 gr. 50

C'est un précieux réactif dont nous aurons tout à l'heure à nous servir.

Enfin, à la même époque, après avoir remarqué la vulnérabilité considérable des hématoblastes, je réussis à conserver à ces éléments et par suite à tous les autres, leurs caractères anatomiques, en faisant des préparations de sang desséché avec rapidité en couche mince sur une lame de verre, et bientôt j'eus l'idée de colorer ces éléments fixés par dessiccation prolongée. Mes premières préparations soumises aux membres de la Société de Biologie furent traitées par l'hématoxyline et l'éosine.

J'étais ainsi outillé pour faire des recherches hématologiques précises. Bien que l'hématimètre et la lame à rigole aient été mis à la disposition de tous (en vente chez A. Nachet), que le tour de main pour obtenir de bonnes préparations de sang sec fût signalé à la Société de Biologie et à mes élèves, j'eus pendant longtemps le monopole, pour ainsi dire, de cette technique.

Vous connaissez l'influence de la technique dans les sciences d'observation. Elle fut telle, en ce qui touche mes recherches hématologiques, que bientôt je pris une avance marquée sur les observateurs contemporains. J'estime que cette avance, après plus de 35 ans, persiste encore et qu'elle persistera tant que l'on n'admettra pas mes conclusions touchant la transformation des hématoblastes en hématies.

C'est en étudiant le troisième corpuscule du sang ou hématoblaste, dans la série des Vertébrés, chez les ovipares aussi bien que chez les vivipares, c'est-à-dire en m'aidant de l'anatomie comparée du sang que j'ai trouvé les meilleures preuves de la valeur de l'hématoblaste comme formateur des globules rouges du sang. Il ne faut pas négliger ce mode d'étude quand on fait des travaux d'anatomie et de physiologie.

Les recherches de cet ordre ne devaient être pour moi, médecin, qu'une sorte de préambule. Bientôt, je fus conduit à examiner le sang d'un grand nombre de malades, et je ne tardai pas à reconnaître que beaucoup de maladies produisent de sérieuses modifications du sang, visibles déjà dans une préparation de sang pur , que, par suite, l'étude du sang pur, faite dans des conditions convenables, fournit de précieux renseignements au clinicien qui cherche à poser un diagnostic.

L'application de l'examen du sang au diagnostic des maladies, tant aigues que chroniques, est une belle question, mais trop vaste pour être traitée en quelques minutes. J'ai dû en détacher le chapitre qui répond le mieux à vos préoccupations actuelles.

Pour comprendre les modifications du sang d'ordre pathologique, il faut prendre d'abord connaissance des caractères présentés par le sang normal.

Le sang normal, examiné en couche mince dans la cellule à rigole, offre à considérer d'abord les globules rouges.

Quand la préparation est réussie, la couche de sang a une épaisseur égale au diamètre des hématies, soit 7 à 8 millièmes de millimètre. Les globules sont visqueux, adhèrent fortement les uns aux autres et forment des amas plus ou moins étendus, dans l'intérieur desquels ils sont disposés les uns contre les autres par leur face plane, disposition dite en « piles de monnaie ». C'est, à proprement parler, un phénomène d'agglutination. Ces amas sont séparés par des espaces plus ou moins étendus (cela dépend de la richesse du sang en hématies) communiquant entre eux. Comme ils répondent au plasma, je les désigne sous le nom de « mers plasmatiques ». Dans ces espaces nagent les deux autres éléments du sang.

A l'imitation des hématies, les hématoblastes tendent à s'agglutiner ; ils prennent l'apparence d'amas peu volumineux dont les parties composantes s'altèrent avec rapidité, se réduisent de volume pour former de petits conglomérats pâles et réfringents, généralement anguleux et modérément nombreux dans le sang normal.

Les globules blancs sont disséminés irrégulièrement dans les mers plasmatiques en quantité minime, de telle sorte que certains champs microscopiques en sont dépourvus, tandis que les plus riches en renferment un, deux, trois au plus.

Vous savez que le sang issu des vaisseaux ne tarde pas à se coaguler. Cette coagulation, qui peut être comparée à une sorte de rigidité cadavérique, est due à la formation d'une substance nouvelle, la fibrine, à laquelle les hématoblastes sûrement, les hématies peut-être, fournissent quelque chose de leur propre matière.

Anatomiquement, la fibrine est constituée par un réseau de fibrilles grêles, nombreuses, entrecroisées diversement, retenant au niveau des carrefours les résidus des hématoblastes isolés ou en amas.

Ce réseau reste *invisible dans le sang normal.* On voit simplement, dans le sang examiné dans la cellule à rigole, au bout de 10 à 20 minutes, partir des hématoblastes quelques prolongements fibrillaires, rarement aussi quelques fibrilles isolées.

Si l'on veut prendre une connaissance exacte de ce réseau de fibrine, il faut faire une préparation par lavage et coloration. Après avoir laissé, entre lame et lamelle, une mince couche de sang se coaguler dans une chambre humide, on lave à l'eau pour entraîner les globules rouges et on colore avec une solution colorante, par exemple à l'aide d'eau iodo-iodurée. On fait ainsi apparaître le réseau fibrineux avec ses carrefours hématoblastiques. C'est ce que vous pouvez voir sur le dessin que je vous présente.

Voici, reproduit sur une autre planche, l'aspect du sang normal qui nous servira de terme de comparaison.

Dans les *maladies infectieuses aigues*, le sang étalé dans la cellule à rigole se présente avec des caractères variables suivant les cas. Les modifications les plus importantes et les plus particulières s'observent dans les infectieuses phlegmasiques, c'est-à-dire comportant des lésions dites inflammatoires plus ou moins intenses.

Examinons donc quels sont les caractères du *sang phlegmasique.*

L'attention doit porter successivement : 1° sur l'aspect et la disposition des hématies , 2° sur la configuration des espaces plasmatiques , 3° sur les amas d'hématoblastes et les modifications qu'ils subissent ·

4° sur le nombre des leucocytes ; 5° sur l'époque d'apparition du réseau de fibrine ; 6° sur les particularités présentées par ce réseau.

Les globules rouges subissent une légère altération paraissant être en rapport avec la production surabondante de fibrine ; ils se réunissent toujours en amas, mais sont plus cohérents, plus agglutinatifs, comme visqueux, de sorte qu'ils forment des masses plus compactes dans lesquelles — au début de l'examen — les piles de monnaie sont moins visibles et moins régulières.

De cette augmentation dans le pouvoir agglutinatif des hématies résulte une soudure des divers amas qui amène la transformation des mers plasmatiques en espaces fermés ou « lacs ».

Dans ces lacs plasmatiques on remarque des amas d'hématoblastes plus volumineux et plus nombreux que dans le sang normal, ce qui me paraît dû à l'augmentation de la matière qu'ils laissent exsuder pour concourir à la formation de la fibrine.

En outre, il y a élévation sensible et frappante dans le nombre des leucocytes (hyperleucocytose). Dans un champ microscopique où l'on en compte 1 à l'état normal, on en voit de 2 à 5. C'est là un fait général, mais variable suivant les cas.

On pourrait croire, d'après le rôle attribué aux leucocytes dans les théories régnantes, que le nombre des globules blancs est en rapport avec l'intensité de l'infection. Il n'en est rien : le nombre des globules blancs dépend de la nature de la phlegmasie (de la lésion dite inflammatoire). Déjà très élevé dans les phlegmasies à exsudat séro-fibrineux, il atteint son maximum dans les cas de suppuration.

Le *caractère princeps* du sang phlegmasique est constitué par le *retard* de la coagulation et la formation d'un réseau beaucoup plus riche et plus visible que dans le sang normal en raison d'une *augmentation* plus ou moins considérable dans la production *de la fibrine.*

A une température telle que le sang normal met 15 à 20 minutes à se coaguler, le sang phlegmasique ne se prendra en gelée qu'au bout d'environ une demi-heure.

Nous venons de dire que les hématoblastes du sang phlegmasique laissent exsuder une abondante matière visqueuse ; on peut le démontrer à l'aide du liquide A. Effectivement, quand on veut pratiquer à l'aide de ce liquide la numération des éléments du sang dans un cas de phlegmasie, il se forme dans le mélange du sang et de ce liquide des amas plus ou moins considérables dont l'importance dépend précisément de l'intensité et de l'étendue de la phlegmasie.

Examinés au microscope, ces amas que j'ai nommés « plaques phlegmasiques » sont formés d'une matière visqueuse engluant les hématoblastes, et à laquelle se sont accolés des globules rouges et des globules blancs.

La planche que je vous présente montre une petite plaque phlegmasique obtenue dans un cas d'embarras gastrique. Les grosses plaques sont tellement volumineuses qu'elles sont visibles à l'œil nu. L'examen du sang dans le liquide A, ce qui est une opération des plus simples, constitue, vous le voyez, une épreuve de contrôle pouvant avoir dans quelques cas un réel intérêt.

Quand le sang s'est définitivement coagulé, on peut juger de l'importance du réticulum fibrineux. En me fondant principalement sur les caractères de ce réticulum, je distingue 3 types de sang phlegmasique.

Le premier, désigné par le n° 1, est le plus riche en fibrine. Il correspond au sang dit « couenneux » par les anciens. Il est particulièrement net dans la pneumonie franche.

Voici une planche représentant à un faible grossissement le sang d'un pneumonique, de façon à en donner une idée d'ensemble.

Les gros amas de globules rouges, fortement agglutinés, sont soudés de manière à transformer les « mers » en « lacs » et on remarque dans ceux-ci une abondance insolite, très sensible, des globules blancs.

Sur cette autre planche, représentant le même sang coagulé à un grossissement plus fort, les anciens espaces plasmatiques, actuellement séreux, sont parcourus par de grosses et nombreuses fibrilles de fibrine, formant dans certains points un treillis serré, à petites mailles, dans d'autres, semblant partir en étoile, des hématoblastes isolés ou réunis en amas généralement volumineux. Ce type est donc caractérisé surtout par le grand nombre et l'épaisseur relativement considérable des fibrilles de fibrine.

Le deuxième type, à réticulum n° 2, se rencontre dans les inflammations moins intenses. Ainsi que vous pouvez le voir sur cette planche, le réseau de fibrine est plus lâche, les fibrilles sont moins nombreuses, mais à peu près aussi grosses que dans le type précédent ; les globules blancs sont plus nombreux qu'à l'état normal, mais ce caractère est très variable suivant les cas ; les amas d'hématoblastes sont moins volumineux et moins abondants que dans le type n° 1.

Le sang phlegmasique à réticulum n° 3, est très particulier ; il est intéressant à connaître au point de vue des maladies infectieuses, car il s'observe particulièrement au moment de la défervescence de ces maladies. Il est caractérisé par la présence d'un réseau fibrineux à fibrilles nombreuses, mais fines, malgré le grand volume des amas d'hématoblastes. Ces gros amas correspondent à la poussée hématoblastique qui est, d'après mes recherches, un des premiers phénomènes de la défervescence. Le nombre des globules blancs est encore sensiblement plus élevé qu'à l'état normal, mais lorsqu'il s'agit d'un cas de phlegmasie en défervescence, déjà examiné à la période d'état, on remarque une diminution très frappante de ces éléments.

Dès le début de mes recherches sur l'examen du sang pur, j'eus l'impression que cette méthode pouvait être d'une application pratique dans les cas de diagnostic douteux. Je ne tardai pas à recueillir un grand nombre de faits démonstratifs concernant notamment les maladies inflammatoires, les collections purulentes méconnues.

Une des particularités qui attira bientôt mon attention fut l'*absence de réticulum visible* dans la fièvre typhoïde. On croyait, à cette époque, que dans cette maladie, de même que dans les autres infections, le nombre des globules blancs était augmenté. Je fus frappé de voir que, contrairement à cette opinion, il est visiblement diminué dans les préparations de sang pur, phénomène qu'il me fut facile de préciser à l'aide de la numération des éléments du sang. Je reconnus ainsi que, dans la fièvre typhoïde, le nombre des leucocytes descend notablement au-dessous de la normale ; qu'il tombe à 2.000 et même à 1.000 par millimètre cube (la moyenne normale étant de 6 à 7.000).

L'examen du sang dans la cellule à rigole devint d'application courante dans mon service et cette méthode tendait à se généraliser quand les travaux de mon collègue Vidal firent connaître une nouvelle méthode d'information, dite du *séro-diagnostic*, qu'il me paraît inutile de vous décrire. Bientôt ce nouveau procédé de diagnostic fut employé couramment par la plupart des médecins et fit un peu oublier l'examen du sang pur. Cet examen présente, cependant, des avantages marqués sur le séro-diagnostic. Non seulement, il est d'une grande simplicité, mais encore il permet un diagnostic précoce : il donne des renseignements précis à une époque où le séro-diagnostic reste pour ainsi dire muet. Nombre de fois, j'ai pu faire le diagnostic de la fièvre typhoïde et distinguer cette maladie de l'embarras gastrique fébrile alors que le séro-diagnostic donnait un résultat négatif.

Voici comment on applique, dans la pratique, les données qui viennent d'être exposées.

Après l'examen d'un malade atteint de fièvre, le diagnostic reste hésitant.

Supposons d'abord que le sang étalé dans la cellule à rigole ait des apparences normales. Du coup on peut éliminer toute maladie à localisation inflammatoire. On ne trouve un semblable sang que dans la fièvre typhoïde, les fièvres éruptives au début, quand il n'y a pas de complications phlegmasiques et dans la tuberculose aiguë, granulique. Les fièvres éruptives ne tardent pas à se révéler, l'embarras gastrique fébrile se trouve écarté parce qu'il produit de la fibrine et une certaine leucocytose. La fièvre typhoïde pourra être affirmée si le nombre des globules blancs paraît inférieur à la normale, tandis qu'ils sont au moins aussi abondants qu'en santé dans la granulie. Au besoin, on en fera le dénombrement pour plus de certitude.

Trouve-t-on les caractères du sang phlegmasique, on peut être en présence d'un des réticulums que nous venons d'apprendre à reconnaître.

Le réticulum n° 1 bien typique ne se montre que dans la pneumonie franche aigue et dans le rhumatisme polyarticulaire. Il est déjà moins prononcé dans les pleurésies aiguës et étendues, dans la pleuro-pneumonie, dans les grands phlegmons. Ce type a donc une valeur diagnostique considérable.

Le nombre des globules blancs, toujours notoirement augmenté dépend, nous l'avons dit, de la nature de l'exsudat. Il est moins élevé quand il n'y a pas de pus , il atteint alors de 12 à 15.000. En cas de suppuration, il monte jusqu'à 25.000 environ, de sorte que, lorsqu'on voit un très grand nômbre de leucocytes dans la préparation de sang pur, on peut craindre le passage de l'hépatisation rouge à la grise.

Le réticulum n° 2 est le plus fréquemment rencontré. Il indique une phlegmasie plus limitée ou d'intensité moyenne. Vous le trouverez dans les bronchites, les pleurésies, les péritonites, les méningites, les péricardites, les érysipèles ; à la période de suppuration de l'éruption variolique ; dans la grippe, l'embarras gastrique, les entérites aigués, les cystites, les angines, la diphtérie, la vaginite, la blennorragie, etc...

Dans ces diverses maladies, il y a toujours leucocytose plus ou moins manifeste.

Quand il n'y a pas de suppuration, le nombre des globules blancs est de 8 à 12 ou 15.000. Il atteint ou dépasse même 25.000 en cas de suppuration. C'est ainsi que j'ai trouvé 36.000 leucocytes chez un malade atteint de phtisie pulmonaire, avec cavernes en suppuration.

Il importe de faire remarquer — pour le sujet qui nous occupe — que lorsqu'une complication phlegmasique survient dans le cours d'une infection ne produisant pas de réseau de fibrine visible, on voit apparaître un réticulum fibrineux n° 2 plus ou moins net. C'est même là une réaction précoce, capable de faire prévoir la complication. J'ai signalé ce fait intéressant pour la clinique dans mes travaux, notamment à propos de la fièvre typhoïde.

MM. d'Œlsnitz et Bourcart, qui ont adopté à l'hôpital du Parc Chambrun mes procédés d'examen du sang, ont vu ce fait curieux et nouveau pour moi qu'en cas de complications phlegmasiques de nature Eberthienne, telles que broncho-pneumonie, périostite, phlébite, il ne se produit pas d'augmentation de fibrine. Je pense qu'il doit y avoir, en pareil cas, une poussée de leucocytose assez sensible pour permettre de différencier ces cas de ceux qui sont dépourvus de complications.

Le réticulum n° 3 se montre moins souvent que les précédents dans les maladies fébriles. Dans les cas dont nous nous occupons, vous pourrez le constater dans la rougeole confluente en pleine éruption, dans la scarlatine avec angine prononcée ou avec forte irritation cutanée, notamment au moment de la desquamation, dans la fièvre typhoïde avec entérite dépassant le degré ordinaire, dans les inflammations tuberculeuses, par exemple dans la pneumonie caséeuse, dans la méningite tuberculeuse. Enfin, et c'est là un point sur lequel j'insiste, le réticulum n° 3 apparaît au moment de la défervescence des maladies ayant produit tout d'abord un réticulum n° 1 ou n° 2. Les gros amas d'hématoblastes d'où partent les principaux filaments de fibrine sont la conséquence de la multiplication qu'éprouvent les éléments au moment où se produit le phénomène de toute première importance que j'ai décrit sous le nom de crise hématoblastique. Quand la phlegmasie ne passe pas à l'état chronique, il est en quelque sorte le prélude d'une guérison s'annonçant par la régénération hématoblastique du sang.

Je signale, en terminant, la fréquence du réticulum n° 3 dans les phlegmasies viscérales : hépatites, néphrites, et dans certaines formes de la tuberculose à évolution lente.

La méthode de l'examen du sang pur a été appliquée, dans ces temps derniers, d'une façon systématique, à l'hôpital du Parc Chambrun, par M. d'Œlsnitz et ses collaborateurs, MM. Bourcart et Ronchèse. M. d'Œlsnitz vous énoncera, tout à l'heure, les renseignements qu'il a pu en tirer.

Pour terminer l'exposé que je viens de vous faire, je dois appeler votre attention sur quelques points concernant la technique de la méthode que je vous ai décrite et particulièrement sur les précautions qu'il convient de prendre pour faire un examen de sang pur. Je dois insister tout particulièrement sur les soins minutieux qu'il faut apporter au nettoyage de votre lame à rigole. La moindre impureté, le moindre débris de chiffon, la plus petite poussière adhérant à la couche de vaseline ou au disque central qui doit recevoir la goutte de sang, sont des obstacles de nature à altérer la préparation que vous examinerez ; il importe donc de faire un lavage soigneux à l'éther de la lame et de la lamelle et d'enduire la lame de vaseline extrêmement propre et homogène ou d'huile pure. Cela fait, le doigt du malade, nettoyé également avec de l'éther, étant piqué à l'aide d'une lancette ordinaire ou de la lancette particulière, imaginée par mon élève, le docteur Bensaude, vous recueillez avec une fine baguette de verre la gouttelette qu'une légère pression fait sourdre de la piqûre, et promptement vous la déposez sur le disque qui sera recouvert le plus rapidement possible d'une lamelle plane et de faible épaisseur. Ensuite, vous pressez doucement cette lamelle aux quatre coins, deux par deux, de façon à la faire adhérer au verre, sans écraser la goutte de sang par une pression excessive et surtout en évitant avec soin d'appuyer sur la lamelle au niveau du disque central.

L'étude de la couche de sang sera faite dès que la préparation sera terminée et suivie pendant environ une demi-heure, avec un grossissement de 350 à 400 diamètres, parfaitement suffisant pour voir les détails qui viennent d'être décrits.

L'examen du sang pur est facile, il exige seulement une grande propreté et une petite habileté de main qui s'acquiert vite. Je répète encore une fois devant vous, qu'il est précieux en clinique et que vous pourrez facilement en obtenir de nombreux et utiles renseignements.

Discussion

M. D'ŒLSNITZ. — Messieurs, M. le professeur Hayem a bien voulu, lors de ses visites dans notre Formation, nous initier, le docteur Bourcart, M. Ronchèse et moi, à sa méthode de l'examen du sang pur. Nous sommes encore de mauvais élèves, mais nous serions des ingrats si nous ne venions relater, aujourd'hui, les renseignements pratiques incontestables que cette méthode nous a fournis dans différentes circonstances.

Je ne vous décrirai pas les faits fondamentaux et les détails de la méthode de l'examen du sang pur : M. Hayem vous en a déjà entretenu et, comme moi, vous pourrez en trouver la description lumineuse dans l'important ouvrage de M. Hayem (*Du Sang et de ses altérations anatomiques*. Masson, éditeur) (1).

(1) Les études de M. G. Hayem sur le sang remontent à 1875. L'énumération et la date de quelques-unes des publications de M. Hayem souligneront tout à la fois l'importance de ces travaux et l'influence qu'ils purent avoir sur le développement de la science hématologique :

1875. — Sur un nouveau procédé pour compter les globules du sang, en commun avec M. A Nachet. (*Comptes-rendus de l'Académie des Sciences*, avril.)

1876 — Recherches sur la coloration du sang. (*Comptes-rendus des séances de la Société de Biologie*, p 316.)

Des caractères anatomiques du sang dans les anémies Trois notes. (*Comptes-rendus de l'Académie des Sciences*, juillet.)

1878. — *Sur la Fibrine du sang etudiée au microscope.* (*Comptes-rendus de l'Académie des Sciences*, 7 janvier.)

1879. — Sur l'origine des hématoblastes (*Société de Biologie. Comptes-rendus*, 84.)

1880 — Note sur la réparation du sang après les maladies aigues. Lue à l'Académie de Médecine, 2 décembre 1879 (*France Médicale*, n° 5, 1880.)

Je ne suis pas encore en mesure d'apporter, ici, mes appréciations personnelles générales sur les résultats indiscutables fournis par une méthode que je ne possède pas encore suffisamment ; aussi, me bornerai-je à vous signaler les différents cas cliniques dans lesquels nous avons pu, jusqu'à présent, apprécier la valeur de cette méthode.

Vous savez déjà que la fièvre typhoïde évoluant normalement donne un réticulum normal ; nous avons pu observer dans un cas de dothinientérie que l'apparition d'un réticulum plus marqué fait prévoir l'évolution d'une complication phlegmasique et, par contre, nous avons observé que les complications eberthiennes, pneumonies, ostéites, phlébites, ne modifiaient pas l'aspect primitif du sang ; cette donnée peut être importante pour l'appréciation du pronostic dans ces complications.

D'autres fois, un malade entre à l'hôpital avec des signes de pneumonie d'un des sommets pulmonaires ; nous nous attendons à constater dans son sang l'existence du réticulum n° 1, caractéristique de cette maladie.

Or, l'examen du sang, contrairement à notre attente, décèle un réticulum n° 2 ; et, de fait, le malade n'a pas une pneumonie puisque l'apparition d'un nouveau foyer dans l'autre poumon, et la marche de la courbe thermique, nous montrent qu'il s'agissait de *broncho-pneumonie pseudo-lobaire*. Ainsi, en pareil cas, l'examen du sang pur permit de redresser un diagnostic et un pronostic clinique inexacts.

Le résultat pratique le plus appréciable que nous avons retiré de l'examen du sang pur a trait au diagnostic différentiel de la fièvre typhoïde et de l'embarras gastrique fébrile. La symptomatologie de ces deux affections est souvent si semblable que leur nature a été longtemps confondue.

1881 — Du processus de coagulation du sang et de ses modifications dans les maladies. Note lue à la Société Médicale des Hôpitaux. le 11 février.

1882. — De la crise hématique dans les maladies aigues à défervescence brusque. (*Comptes-rendus de l'Académie des Sciences*, 30 janvier.)

1883. — Des globules rouges à noyeau dans le sang de l'adulte. (*Archéologie de physiologie et de pathologie*, 3e série, Tome I, p. 214.)

1884. — Diagnostic des maladies par l'examen du sang. (*Association Française*, Congrès de Blois)

1885 — Examen du serum du sang (*Association Française*, Congrès de Grenoble)

1886. — Diagnostic du rhumatisme par l'examen du sang (*Société des Hôpitaux, Gazette Hebdomadaire*, p. 80.)

1887 — La leucocytose accompagnant le développement des néophasmes (*Comptes-rendus de la Société de Biologie*, 30 avril.)

Pratiquement, on les distinguait, jusqu'à présent, par la recherche du séro-diagnostic au bacille d'Eberth. Mais vous savez que celui-ci est souvent d'apparition tardive.

D'autre part, dans le milieu sanitaire où nous opérons actuellement, de plus en plus il perd de sa valeur, indiscutable jusqu'alors, car les sujets vaccinés contre la fièvre typhoïde, devenant chaque jour plus nombreux, ont tous une séro agglutination positive au bacille d'Eberth ; or, sans rien enlever à la méthode la vaccination anti-typhoïdique préventive, nous pouvons dire, pour l'avoir constaté chez 15 % environ de nos malades, que la fièvre typhoïde peut apparaître et évoluer chez des sujets antérieurement vaccinés, même quand cette vaccination a été faite de façon réglementaire. D'ailleurs, la possibilité d'apparition de la fièvre typhoïde chez des sujets vaccinés me paraît avoir été prévue, puisque dans les nomenclatures nosologiques de la statistique médicale de l'armée, la fièvre typhoïde doit être mentionnée différemment suivant qu'elle évolue chez des sujets non vaccinés, ou chez des sujets vaccinés.

Dans ces conditions, quand les symptômes de la fièvre typhoïde évoluaient chez un sujet vacciné, nous n'avions pas pour confirmer ce diagnostic, le secours du séro-diagnostic qui devait en toute occurence être positif chez ce malade.

L'ensemencement du sang, sa culture en bouillon, ne peut donner des résultats probants que si le volume du sang ensemencé et le volume du milieu de culture sont assez importants, toutes choses difficiles à réaliser pour un grand nombre de malades dans une Formation militaire de médecine.

Aussi, nous avons été heureux d'avoir recours à l'examen du sang pur pour tenter de différencier, comme M. le professur Hayem l'avait fait déjà depuis longtemps, la fièvre typhoïde de l'embarras gastrique fébrile.

Pour souligner les renseignements que l'on peut retirer en pareil cas de cette méthode, je vous raconterai l'histoire de deux malades dont voici les courbes thermiques. Ces deux malades entrés le même jour à l'hôpital avaient une température oscillant entre 39° et 40° et des symptômes communs pouvant faire songer à la fièvre typhoïde ; tous les deux étant vaccinés, le séro-diagnostic était positif dans les deux cas, mais ne pouvait en rien nous éclairer sur la nature exacte de la maladie. L'examen du sang pur fut pratiqué, comme nous le faisons d'habitude, dès le jour de l'entrée du malade. Chez le premier malade, réticulum n° 2 et augmentation des globules blancs ; chez l'autre, réticulum invisible et diminution des globules blancs ; il y avait lieu de prévoir que le premier était atteint d'embarras gastrique fébrile, et de craindre chez le second l'évolution de la fièvre typhoïde. Et, de fait, l'un continue sa température en plateau, a un ventre météorisé, sa rate augmente de volume et des taches rosées lenticulaires caractéristiques sont apparues sur les téguments de son abdomen. Chez l'autre, au contraire, après deux jours de fièvre élevée, la température s'abaisse brusquement pour atteindre la normale, confirmant ainsi le diagnostic d'embarras gastrique fébrile.

Si les dissemblances à l'examen du sang pur ne sont pas toujours aussi accusées entre les deux maladies, que celles que je viens de vous décrire, nous sommes actuellement autorisés à dire que, dans la grande majorité des cas, avec un peu d'habitude, on arrive à apprécier la différence qu'il y a à l'examen entre un sang de typhique et le sang de l'embarras gastrique fébrile.

Dans les conditions actuelles, ce fait à lui seul est de nature à vous montrer que l'examen du sang pur réalise une méthode simple et rapide, méritant d'être généralisée et capable de rendre en clinique journalière des services précieux.

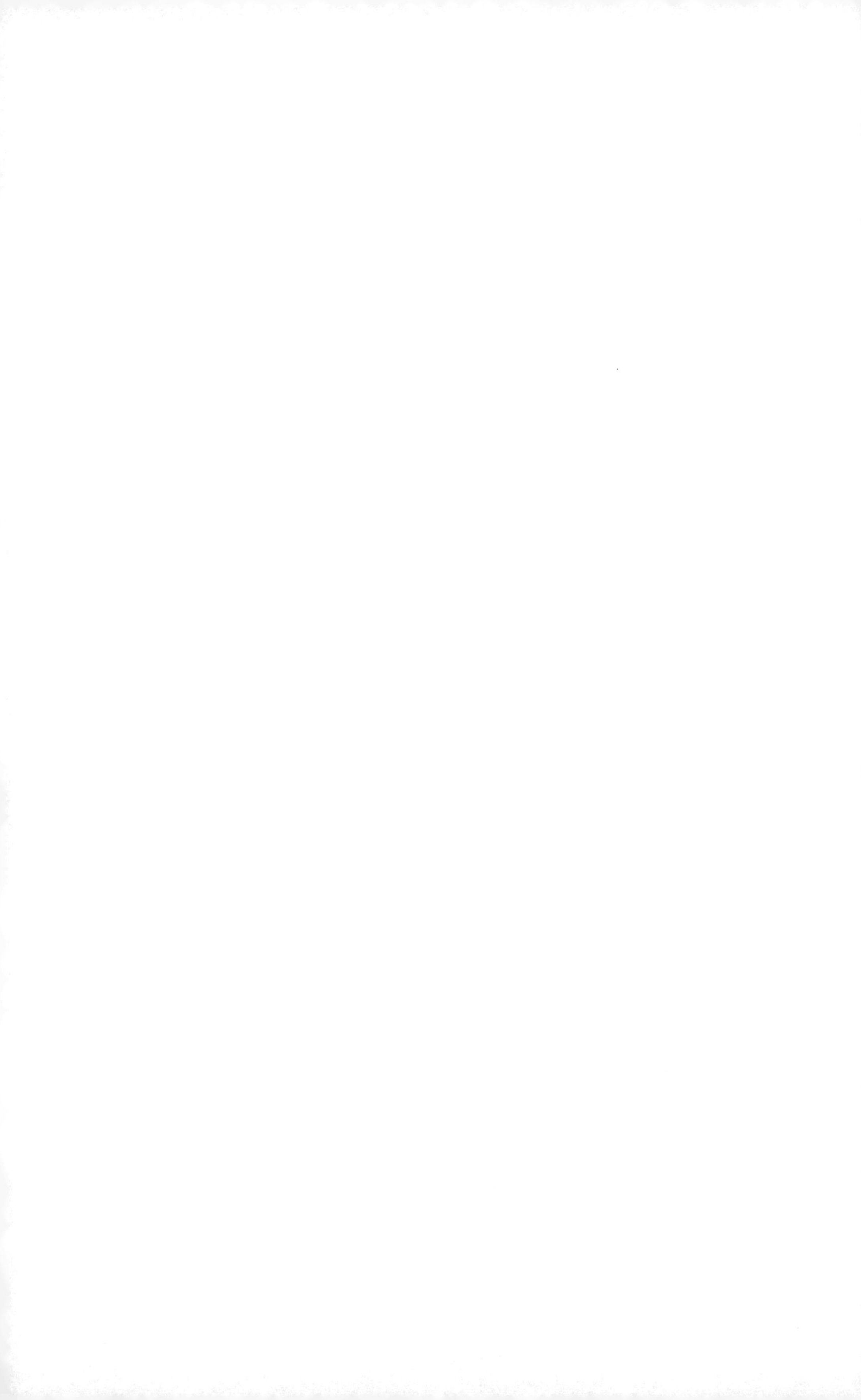

www.ingramcontent.com/pod-product-compliance
Ingram Content Group UK Ltd.
Pitfield, Milton Keynes, MK11 3LW, UK
UKHW022211190726
13855UKWH00004B/1713